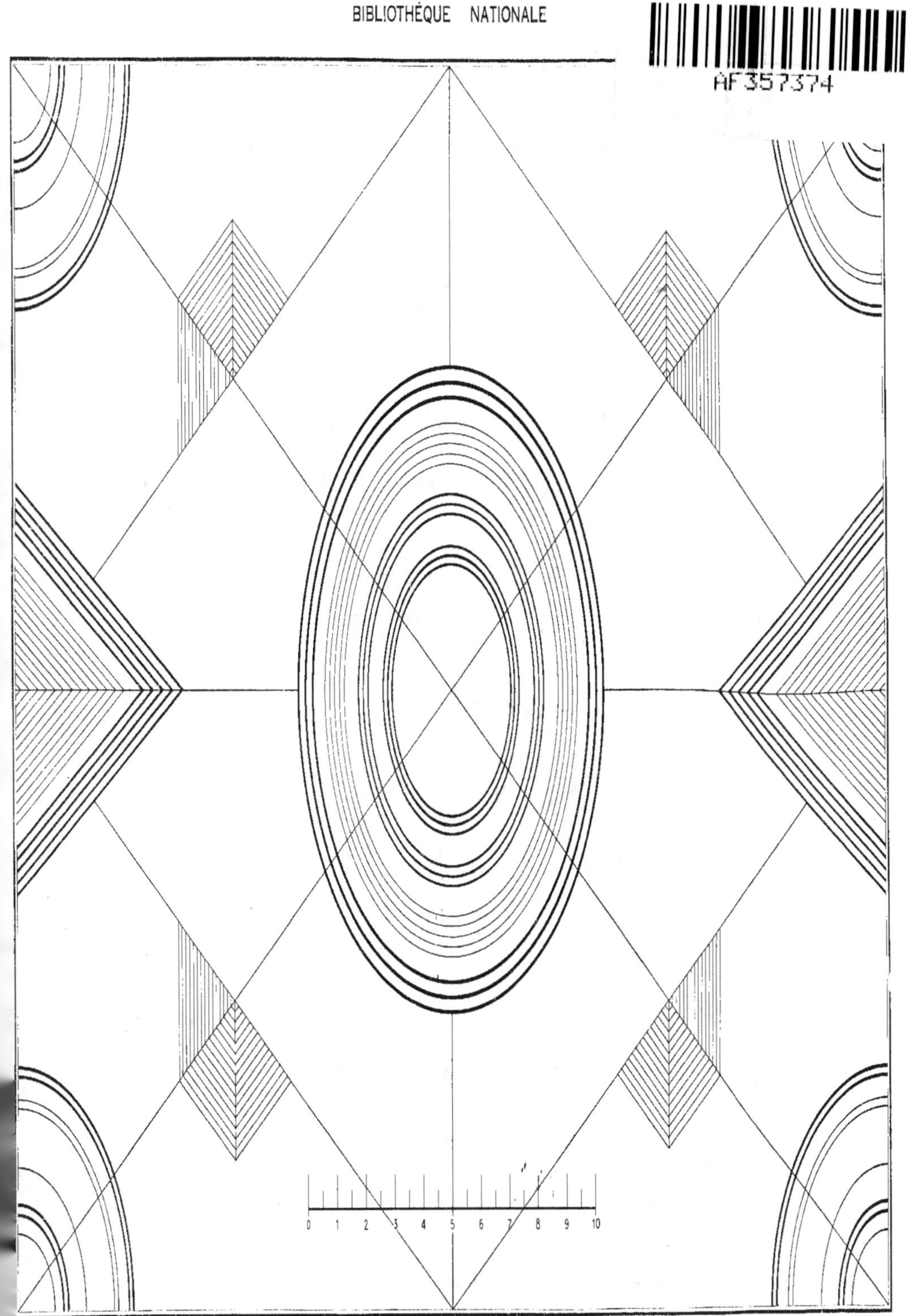
0 1 2 3 4 5 6 7 8 9 10

GRAVELLE URIQUE ET PHOSPHATIQUE

CHEZ LE MÊME MALADE

TRAVAUX ANTÉRIEURS

Note sur un cas de sarcome du poumon. (Société de biologie, 1874.)

Note sur un cas de pneumonie serpigineuse ou érysipèle du poumon. (Société anatomique, 1874.)

Contusion du poumon. (*Ibid.*, 1874.)

Emphysème sous-cutané par rupture d'une cavernule pulmonaire. (*Ibid.*, 1877.)

Mort subite dans la fièvre typhoïde. (Société clinique, 1877.)

Recherches sur la physiologie du bulbe, en collaboration avec MM. Laborde et Duval. (Société de biologie, 13 novembre 1877.)

De la paralysie du moteur oculaire externe avec déviation conjuguée, etc. (Thèse inaugurale, Paris, 1878, récompensée par la Faculté de Paris.)

Angine de poitrine d'origine tabagique. (Société de médecine de Paris, 1881.)

Pleurésie et état puerpéral; 15 ponctions en deux mois chez une femme en couches; guérison. (Société de médecine de Paris, 1883.)

GRAVELLE URIQUE ET PHOSPHATIQUE

CHEZ LE MÊME MALADE

Note sur un cas de gravelle phosphatique du rein gauche coïncidant avec de la gravelle urique du rein droit.

On admet généralement aujourd'hui que la gravelle phosphatique n'est pas diathésique et qu'elle n'est presque jamais la conséquence de la phosphaturie. Il n'y a guère que chez les enfants, soumis à un traitement excessif et prolongé par les phosphates, que cette gravelle puisse apparaître primitivement, sans lésion des voies urinaires.

Le plus ordinairement les phosphates se déposent dans les urines consécutivement aux lésions inflammatoires de l'appareil urinaire; si le sujet est encore jeune, c'est, le plus souvent, à la suite d'une cystite blennorrhagique et de la propagation de l'inflammation chronique aux voies supérieures (uretères et bassinets); si le sujet est plus âgé, la gravelle apparaît comme une complication des troubles de la miction : il en est ainsi chez les vieux rétrécis et les vieux prostatiques.

Pour ces deux catégories de malades, on a pensé,

pendant un certain temps, que l'altération d'urine néces-
saire à la précipitation des phosphates ne se produisait
qu'après un cathétérisme avec des instruments mal-
propres. Il est certain que, dans un grand nombre de
cas, les accidents de pyélonéphrite par propagation
ascendante de la cystite ne surviennent qu'après une
intervention, mais il faut, pour cela, que les voies soient
préparées par la rétention et la surdistension, c'est-à-
dire que les uretères soient dilatés et communiquent
largement avec la vessie, et, dans ces cas, il n'est pas
établi que ces accidents soient dus à l'introduction de
germes venus de l'extérieur; car, d'une part, on a vu
ces accidents apparaître malgré les précautions les plus
rigoureuses d'antisepsie, et, d'autre part, il existe,
comme dans le cas que je vais vous soumettre, des
faits où des fermentations locales, se produisant au
niveau de la muqueuse irritée par des stagnations locales, et sans aucune intervention extérieure ou simple-
ment sous l'action d'un refroidissement (pyélite *a fri-
gore*), ont déterminé la précipitation des phosphates par
le contact de l'urine avec les chlorures de l'économie et
formé ainsi des inscrustations calcaires et des graviers
dans des loges de la vessie ou dans des espaces entre
colonnes ou dans les uretères dilatés ou enfin dans les
bassinets.

Ces fermentations locales sont singulièrement favori-
sées par l'état alcalin des urines, et c'est ainsi qu'on a
pu dire que le traitement de la gravelle urique par les
eaux alcalines fortes et les médicaments alcalins trans-
formait la gravelle urique en gravelle phosphatique.

Il y a, à cet égard, de grandes susceptibilités indivi-
duelles et la facilité que présentent certaines urines à
devenir rapidement alcalines, sous l'influence du moindre
médicament, constitue une prédisposition à cette transformation phosphatique par les alcalins.

Pour que la gravelle phosphatique se substitue à la
gravelle urique chez un vieux graveleux urique, il faut
donc deux choses :

1° Il faut qu'il se soit produit des troubles de la miction entraînant, soit une stagnation partielle, vésicale,
urelérique ou pyélique, soit une stagnation vésicale générale avec toutes ses conséquences et ses retentisse-
ments sur les uretères, les bassinets et les reins;

2° Il faut que, soit par une altération de l'état géné-
ral, soit par une médication intempestive, l'alcalinité
des urines se soit établie.

Autrement, il est exceptionnel de voir la gravelle
urique se transformer de cette façon.

L'observation suivante, où l'on trouve la coexistence
des deux gravelles chez le même malade, m'a semblé un
exemple capable de faire voir à la fois l'influence dange-
reuse d'un traitement alcalin mal approprié et de dé-
montrer en même temps la possibilité de l'origine interne
et locale de la gravelle phosphatique par fermentation
dans un point isolé du bassinet; elle vient complètement
à l'appui des travaux remarquables de notre collègue
Re iquet, sur les stagnations d'urine et les fermenta-
.ons locales. A tous ces égards, elle m'a paru intéres-
ante à rapporter.

X..., que j'ai soigné pour la première fois en 1887, venait à

Contrexéville depuis plusieurs années ; auparavant il était allé régulièrement faire tous les ans, pendant une quinzaine d'années, une saison à Vichy.

Dans les antécédents de ce malade, on ne trouve que des manifestations arthritiques.

M. X... est très fort, très grand, robuste, il a un peu d'embonpoint. Il avait autrefois le visage coloré, il a maintenant le teint pâle et un peu terreux. Il a toujours transpiré facilement, a eu des hémorrhoïdes qui ont beaucoup saigné, mais qui, aujourd'hui, le laissent tranquille. Il a été migraineux, a eu des sciatiques, des lombagos, des maux de gorge fréquents. Depuis quelques années, il s'enrhume facilement. On trouve, à l'auscultation, de l'emphysème. Rien au cœur. M. X... a aujourd'hui 50 ans.

Au point de vue urinaire, notre malade n'a pas de rétrécissement ; et ceci, on peut l'affirmer, bien qu'il n'ait jamais été sondé, à la vue des volumineux graviers qu'il rend facilement.

Depuis plusieurs années, il urine très souvent dans le jour (toutes les heures environ et assez abondamment), mais il ne se lève qu'une seule fois la nuit. Ce n'est donc pas un prostatique.

La première colique s'est produite en 1865. Elle a été violente et s'est terminée par l'expulsion d'un gravier rouge vu par Mialhe et reconnu par lui comme composé d'acide urique et d'urates. Cette première colique avait été à gauche. Il y eut des urines noires, des épreintes, etc. En somme, tout le syndrôme connu sous le nom de « colique néphrétique », à l'exception des vomissements.

C'est à la suite de cette colique que M. X... fut envoyé à Vichy, où il est retourné tous les ans jusqu'en 1882.

A Vichy, surtout au début, notre malade qui, comme je l'ai dit, est très robuste, a bu beaucoup d'eau. Dans l'intervalle des saisons, il a fait aussi très souvent usage d'eau de Vichy.

Depuis cette époque, M. X... a eu de très nombreuses coliques néphrétiques, si nombreuses qu'il lui serait absolument impossible de les compter. Elles ont toutes été à gauche.

En moyenne, il y a eu plus de trois coliques par an, et, comme cela s'observe ordinairement, elles sont devenues de moins en mois douloureuses. Depuis quelques années, le rein droit a été pris quelquefois,, mais rarement (une dizaine de fois tout au plus). De ce côté, les coliques sont restées très douloureuses.

Dans la collection très abondante de graviers que me montre M. X... (et il n'en a qu'une faible partie), il y a de gros graviers blancs et de petits graviers rouges. Il est bien certain que les premiers graviers rendus ont été rouges; Mialhe a constaté leur composition d'acide urique; mais M. X... m'affirme que, depuis ces dernières années, il en rend tantôt des rouges, tantôt des blancs; il m'est impossible de savoir d'une façon très précise si les graviers phosphatiques succèdent aux coliques d'un côté et les uriques à celles de l'autre côté. Le malade n'a rien noté de bien positif à ce sujet. Je lui recommande de mettre à l'avenir séparément les graviers expulsés après chaque colique et en notant le côté atteint.

Les urines présentent les particularités suivantes : La quantité est normale, environ 1,500 grammes pour les vingt-quatre heures; la densité de 1,024; la réaction neutre; la couleur ambrée; la limpidité, après repos, est parfaite. La quantité d'urée des vingt-quatre heures est de 22 grammes.

Le dépôt est abondant, blanc laiteux, non filant, léger, composé presque exclusivement de cristaux de phosphate terreux et de phosphate ammoniaco-magnésien. Le point le plus frappant, c'est l'absence totale d'odeur fétide ou ammoniacale, et le très petit nombre de globules de pus; on n'en trouve presque pas. Ni sucre ni albumine.

Déjà, pendant cette saison 1887, la question de l'origine des graviers semble faire un pas. Au milieu de la cure, M. X... est pris d'une assez vive douleur à droite qui dure deux jours, et il m'apporte un gravier rougeâtre composé d'acide urique et d'urates. Les urines sont brunes, un peu acides et ne contiennent que des globules rouges, pas trace de pus.

En dehors de cette colique, mon malade me montre, pendant sa saison, à plusieurs reprises, des sables blancs plâtreux, des graviers blancs, et, enfin, des mucosités sanguinolentes chargées d'incrustations calcaires qu'il rend presque chaque jour, avec très peu de douleurs ; toutefois les mucosités sont toujours plus douloureuses que les petits corps solides ; toutes ces coliques étaient à gauche.

A partir de septembre 1887, M. X... eut beaucoup moins de coliques et passa un très bon hiver. Aussi, à son retour, en 1888, mon malade me résumait son état en me disant que, depuis le traitement de Contrexéville, il rendait beaucoup moins de graviers blancs qu'auparavant, et qu'il avait beaucoup plus de forces et de courage.

Dans l'intervalle des saisons, M. X... prend de l'acide benzoïque et des capsules d'Huile de Harlem.

En 1889, M. X... arriva très malade à Contrexéville. Il s'était surmené tout l'hiver étant extrêmement occupé, et était allé, dans ces mauvaises conditions, à l'Exposition où il s'était beaucoup fatigué. Il avait des maux de reins, un peu de fièvre, une stomatite aphtheuse très confluente ; les urines très rares, la langue rouge sur les bords, très épaisse, jaune, saburrale au milieu. En somme, les symptômes d'un empoisonnement par insuffisance urinaire et rétention des matériaux extractifs de l'urine.

Il m'apportait deux séries de graviers : deux petits graviers rouges rendus à la suite d'une colique violente à droite survenue au mois de janvier 1889 et ayant évolué en deux crises, l'une de trente-six heures et l'autre de seize heures, et un certain nombre de graviers blancs, volumineux, rendus à la suite de coliques légères à gauche. Le fait était donc bien établi. Les graviers phosphatiques venaient du rein gauche, les graviers uriques du rein droit.

Je dus soumettre M. X... au régime lacté absolu; puis, lorsqu'il fut un peu remis, il fit sa saison, tout en continuant le lait, et partit à peu près bien portant.

Les urines, sous l'influence du régime lacté et de l'eau de Pavillon, s'améliorèrent rapidement; elles devinrent abondantes, continrent, au bout de quelques jours, jusqu'à 25 grammes d'urée par litre, et, chose curieuse, des cristaux d'acide urique dans le dépôt, en même temps que des phosphates ammoniaco-magnésiens.

M. X... continua le régime lacté pendant tout l'hiver 1889.

A son retour, en 1890, il me disait qu'il avait eu une colique néphrétique à droite suivie de l'expulsion de graviers rouges; puis, peu de temps après, une seconde colique absolument semblable et qu'il n'avait jamais autant souffert que dans ces deux coliques.

Entre temps, il a eu plusieurs coliques légères du rein gauche. Il a rendu des graviers phosphatiques, des sables blancs et des glaires. A la suite d'une plus forte colique à gauche, il a eu une nouvelle poussée de stomatite aphtheuse et des urines très rares pendant plusieurs jours.

Les urines continuent à être ambrées, transparentes, non fétides, de réaction neutre ou alcaline, d'une densité de 1020, formant, après repos, un dépôt blanc, léger, laiteux, non condensé, composé de très rares globules blancs et presque exclusivement de phosphates ammoniaco-magnésiens et de phosphates terreux.

En résumé, voilà un malade qui n'a jamais été sondé, qui n'a jamais eu de trouble de miction produisant la stagnation générale d'urine, et qui fait des graviers phosphatiques dans un bassinet, tandis que l'autre forme des graviers uriques. J'ajoute que la vessie de M. X... se vide bien, car ses graviers n'y séjournent pas et sont expulsés aussitôt après leur migration à travers l'uretère.

Il faut donc admettre que, dans le bassinet gauche, il y a un point lésé, une sorte de loge où s'établit la stagnation partielle et où la muqueuse est irritée, et que, sous l'influence des fermentations locales facilitées par un traitement alcalin intense, les phosphates se sont déposés. Chez ce malade, les eaux alcalines ont donc produit un effet désastreux.

A ce propos, il me semble qu'on doit établir, entre les sujets affectés de gravelle urique, différents types de malades qui supportent différemment la cure alcaline.

Les uns produisent de l'acide urique en excès considérable, ont les urines très acides, sans traces de muco-pus, et rendent des quantités extraordinaires de sables rouges. J'en connais, pour ma part, un certain nombre, que je suis depuis des années, et qui font sortir, après chaque miction, des flots de sables rouges, en pressant sur l'urèthre d'arrière en avant. Cependant ils n'ont jamais fait de graviers.

D'autres font constamment du sable et, de temps en temps, des graviers; leurs urines sont aussi très acides.

D'autres ne rendent que peu de sables rouges, presque pas; ils rendent plutôt des urates. Ils présentent une incroyable facilité à former des graviers, sans émettre de gravelle. Ils ont des urines peu acides et qui perdent très facilement cette acidité sous l'influence d'alcalins faibles, même par le simple usage de certains légumes ou de certains fruits, ou de certaines tisanes dites diurétiques. On dirait que tout l'acide urique qu'ils font s'agglomère et s'accole dans une loge du bassinet. Chez ceux-ci, il est probable qu'il existe déjà à ce moment une altération de la muqueuse du bassinet et des sécrétions de cette muqueuse. Leurs graviers sont plus souvent composés d'urates que d'acide urique pur; ils contiennent souvent des oxalates.

Chez les premiers, le traitement par les alcalins réussit assez bien; ceux-ci font disparaître les sables uriques en les dissolvant et sans produire trop facilement l'alcalinité des urines. Tandis que, chez les derniers, j'ai toujours constaté de mauvais résultats à la suite des préparations et des eaux alcalines. J'ai d'assez nombreux faits de malades qui, envoyés à ces eaux avec des graviers uratiques, revenaient, après plusieurs saisons, quelquefois après une seule, avec une transformation totale de leur gravelle urique en gravelle phosphatique.

C'est ce qui est arrivé dans le cas de M. X... Il avait des graviers uriques et peu de sables; il va à Vichy, boit beaucoup d'eau. Et, dans le bassinet où se formaient auparavant ses graviers uriques, les fermentations s'établissent sous l'influence de l'alcalinité des urines. Comme conséquence de cette pyélite localisée, il fait des graviers phosphatiques et des mucosités chargées de calcaire; de ce côté, la gravelle blanche est instituée pour la vie. Plus tard, l'autre rein, qui était resté indemne jusque-là, forme des graviers à son tour ; ils sont d'acide urique, parce que la même influence n'existe plus. M. X... a modifié son traitement.

Je puis dire qu'après dix années de pratique à Contrexéville, où il m'a été permis de suivre des centaines et même plus d'un millier de graveleux uriques, je n'ai jamais vu cette transformation (en dehors des cas où la stagnation amène des altérations des urines avec ou sans intervention) se produire chez les malades qui se soumettaient à notre traitement et s'abstenaient d'alcalins sous quelque forme que ce fût.

Paris. — Imprimerie ALCAN-LÉVY, 24, rue Chauchat.